Heilende Klopfzeichen
Lenke und stärke Dein Immunsystem

Mutter Hautberg

Heilende Klopfzeichen

Lenke und stärke Dein Immunsystem

Bibliografische Information der Deutschen Nationalbibliothek
Die Deutsche Nationalbibliothek verzeichnet diese Publikation in der Deutschen Nationalbibliografie; detaillierte bibliografische Daten sind im Internet über http://dnb.d-nb.de abrufbar.

ISBN: 978-3-7597-6811-7

Einleitung: "Heilende Klopfzeichen an den eigenen Körper – Lenke und stärke Dein Immunsystem"

Der menschliche Körper ist unglaublich anpassungsfähig und verfügt über natürliche Abwehrmechanismen, die ihn vor Krankheiten schützen. Doch was wäre, wenn Sie diese Mechanismen gezielt steuern und verstärken könnten – durch eine einfache, aber wirkungsvolle Technik? In diesem Buch erfahren Sie, wie Sie durch **Klopfzeichen**, die Sie an bestimmten Stellen Ihres Körpers setzen, Ihr Immunsystem aktivieren und lenken können.

Durch gezielte Klopfsequenzen ist es möglich, Signale direkt an Ihre Zellen und Organe zu senden, um die Selbstheilungskräfte zu aktivieren und gezielt dort zu wirken, wo der Körper Unterstützung braucht. Dies erfordert jedoch eine Konditionierung des Körpers, damit er diese Signale richtig deuten und darauf reagieren kann. So wie ein Sportler bestimmte Übungen trainiert, um seine Muskeln zu stärken, können Sie durch wiederholtes Klopfen Ihren Körper trainieren, diese Signale zu verstehen.

Dieses Buch zeigt Ihnen Schritt für Schritt, wie Sie diese Technik nutzen können, um Ihr Wohlbefinden zu steigern, Krankheiten vorzubeugen und Ihre Abwehrkräfte zu stärken. Die Methode ist einfach anzuwenden, benötigt keine besonderen Hilfsmittel und kann jederzeit in Ihren Alltag integriert werden.

Werden Sie Ihr eigener Heiler, und lernen Sie die Kraft der Klopfzeichen kennen. Beginnen Sie jetzt Ihre Reise, um Ihr Immunsystem zu stärken und gezielt zu lenken –

mit den heilenden Klopfzeichen an Ihrem eigenen
Körper.

Die heilenden Klopfzeichen sind weit mehr als nur eine
physische Technik – sie stellen eine Form der
Kommunikation zwischen Ihnen und Ihrem Körper dar.
Die Klopfzeichen wirken wie ein innerer Dialog, der Ihre
Zellen daran erinnert, ihre natürlichen Abwehrkräfte zu
mobilisieren. Diese Methode erfordert weder
Vorkenntnisse noch spezielle Ausrüstung. Alles, was Sie
benötigen, ist Ihre Bereitschaft, die Selbstheilungskräfte
Ihres Körpers zu aktivieren und zu steuern.

Im Laufe des Buches werden Sie Schritt für Schritt
erfahren, wie Sie durch regelmäßiges und gezieltes
Klopfen Ihre Immunabwehr stärken können. Sie lernen,
welche Klopfstellen auf Ihrem Körper am effektivsten
sind und wie Sie spezifische Klopfsequenzen einsetzen,
um bestimmte gesundheitliche Herausforderungen zu
bewältigen.

Neben der körperlichen Konditionierung werden Sie
auch Techniken zur Entspannung und
Stressbewältigung entdecken, denn ein gesunder Geist
unterstützt ein starkes Immunsystem. Durch die
Kombination von Klopfzeichen und mentaler
Fokussierung schaffen Sie eine ganzheitliche Methode,
die nicht nur Ihr Immunsystem stärkt, sondern auch Ihre
innere Balance fördert.

Dieses Buch bietet Ihnen die Möglichkeit, aktiv auf Ihre
Gesundheit einzuwirken und Ihrem Körper zu helfen,
sich selbst zu schützen. Mit einfachen, aber effektiven
Klopfsequenzen können Sie Ihr Immunsystem gezielt
unterstützen, damit Sie sich stärker, gesünder und
widerstandsfähiger fühlen.

Bereiten Sie sich darauf vor, die Sprache Ihres Körpers zu verstehen und ihm durch gezielte Klopfzeichen klare Anweisungen zu geben. Sie haben die Kontrolle über Ihre Gesundheit – und dieses Buch wird Ihnen zeigen, wie Sie diese Kraft durch das Klopfen auf Ihren eigenen Körper nutzen können.

Kapitel 1: Die Konditionierung des Körpers – Das Klopf-Signaltraining

Bevor der Körper auf die Klopfzeichen reagiert, müssen Sie ihm beibringen, diese Signale zu verstehen. Ähnlich wie beim Erlernen einer neuen Sprache ist Geduld und regelmäßige Übung erforderlich. Diese Phase der Konditionierung stellt sicher, dass Ihr Immunsystem die Klopfzeichen nicht als zufällige Berührung, sondern als gezielte Befehle erkennt und umsetzt.

Die Technik: Klopf-Signaltraining

Die Konditionierung basiert auf einem einfachen, aber effektiven Prinzip: Sie klopfen wiederholt auf spezifische Punkte Ihres Körpers, bis dieser die Klopfmuster als Signal erkennt und interpretiert. Dieser Vorgang dauert je nach Person unterschiedlich lange, jedoch sollten Sie mindestens zwei Wochen tägliches Training einplanen, um Ihrem Körper die Zeit zu geben, die Signale zu verstehen.

1. Vorbereitung

Wählen Sie einen ruhigen Ort, an dem Sie ungestört sind. Setzen Sie sich oder stellen Sie sich bequem hin, sodass Sie Zugang zu den wichtigsten Klopfstellen Ihres Körpers haben. Achten Sie darauf, tief und gleichmäßig zu atmen, um sich zu entspannen und den Fokus auf Ihren Körper zu legen.

2. Die Grundklopftechnik

Die Grundklopftechnik ist sanft und rhythmisch. Verwenden Sie Ihre Fingerkuppen – vorzugsweise den Zeige- und Mittelfinger – um leicht auf die spezifischen

Klopfstellen zu klopfen. Üben Sie keinen übermäßigen
Druck aus. Das Klopfen sollte weich und beruhigend
sein, nicht schmerzhaft. Jeder Klopfzyklus dauert etwa
10-15 Sekunden.

3. Wichtige Klopfstellen für die Konditionierung

- **Brustbein (Sternum):** Beginnen Sie mit leichtem
  Klopfen auf das Brustbein. Diese Stelle steht in
  Verbindung mit dem Immunsystem und ist eine
  zentrale Position für die Aktivierung von
  Abwehrkräften.
- **Schlüsselbein:** Klopfen Sie sanft auf die Stellen
  direkt unter dem Schlüsselbein. Diese Position
  hilft, den Atem zu regulieren und das
  Lymphsystem anzuregen, das eine
  entscheidende Rolle für das Immunsystem
  spielt.
- **Bauchbereich (Solarplexus):** Klopfen Sie in der
  Mitte des Oberbauchs, etwa drei Fingerbreit
  über dem Nabel. Diese Stelle hilft, die
  Körpermitte zu entspannen und
  Verdauungsprozesse zu unterstützen.
- **Innenseite der Handgelenke:** Hier verlaufen
  wichtige Nervenbahnen, und das Klopfen an
  dieser Stelle kann beruhigend auf das
  Nervensystem wirken und die Immunantwort
  harmonisieren.

4. Die tägliche Übung: Konditionierungsabfolge

Führen Sie die folgenden Schritte für zwei Wochen
durch, jeweils zweimal täglich – am Morgen nach dem
Aufstehen und am Abend vor dem Schlafengehen:

- **Schritt 1:** Klopfen Sie für 15 Sekunden auf das Brustbein.
- **Schritt 2:** Klopfen Sie jeweils 15 Sekunden lang auf beide Schlüsselbeine, dabei auf den Atem achten und tief ein- und ausatmen.
- **Schritt 3:** Klopfen Sie für 10 Sekunden auf den Bauchbereich (Solarplexus).
- **Schritt 4:** Klopfen Sie abschließend für 10 Sekunden auf die Innenseiten der Handgelenke.

Nach diesen zwei Wochen sollte Ihr Körper die Klopfzeichen verstehen und erkennen, dass sie spezifische Signale zur Aktivierung der Abwehrkräfte darstellen. Sie können ab der dritten Woche beginnen, diese Klopfstellen gezielt einzusetzen, um die Immunantwort bei bestimmten körperlichen Herausforderungen zu lenken.

5. Mentale Vorbereitung

Während der Konditionierung ist es wichtig, die Klopfzeichen mit klaren Gedanken und einer positiven inneren Haltung zu verbinden. Stellen Sie sich während des Klopfens vor, wie Ihre Immunzellen aktiviert und zu den Stellen im Körper geleitet werden, an denen sie gebraucht werden. Diese Visualisierung verstärkt die Wirkung der Konditionierung und schafft eine stärkere Verbindung zwischen Körper und Geist.

Mit dieser Technik legen Sie die Grundlage, um später spezifische gesundheitliche Vorteile durch gezielte Klopfabfolgen zu erzielen. Wenn der Körper erst einmal konditioniert ist, können Sie die Klopfzeichen in Ihrem Alltag nutzen, um Ihr Immunsystem zu stärken und zu lenken.

6. Klopftempo und Rhythmus

Neben den Klopfstellen spielt auch das Tempo eine wichtige Rolle bei der Konditionierung. Beginnen Sie mit einem gleichmäßigen, sanften Rhythmus, um den Körper nicht zu überfordern. Die ideale Frequenz liegt bei etwa zwei Klopfbewegungen pro Sekunde. Achten Sie darauf, im Verlauf der zwei Wochen immer das gleiche Tempo beizubehalten, um Konsistenz zu gewährleisten. Der Körper soll die Klopfsequenzen als wiederkehrendes Signal erkennen und nicht als zufällige Berührungen.

Experimentieren Sie nach der ersten Woche, indem Sie den Rhythmus leicht variieren. So lernen Sie und Ihr Körper, wie unterschiedliche Klopfsequenzen spezifische Reaktionen hervorrufen können – beispielsweise schnellere Klopfer zur Aktivierung und langsamere Klopfer zur Beruhigung.

7. Atmung als Verstärker

Die Atmung ist eine essenzielle Komponente in der Konditionierung. Während Sie klopfen, atmen Sie tief ein und aus, um den Prozess zu unterstützen und Ihren Körper zu entspannen. Diese Atemtechnik verstärkt die Wirkung der Klopfzeichen, da eine tiefe und ruhige Atmung das Nervensystem beruhigt und die Heilkräfte mobilisiert.

Anleitung für die richtige Atmung:

- **Einatmung:** Atmen Sie durch die Nase ein, während Sie den Klopfrhythmus beginnen. Füllen Sie Ihre Lungen vollständig mit Luft.

- **Ausatmung:** Lassen Sie die Luft langsam und kontrolliert durch den Mund entweichen, während Sie weiter klopfen.

Achten Sie darauf, dass Ihre Atmung mit dem Klopftempo im Einklang steht. Diese Synchronisation hilft, Stress abzubauen und das Nervensystem in einen Zustand der Balance zu bringen.

8. Körperbewusstsein stärken

Während der Konditionierungsphase sollten Sie auch Ihr Körperbewusstsein schulen. Nehmen Sie bewusst wahr, wie sich die Klopfzeichen auf verschiedene Bereiche Ihres Körpers auswirken. Diese Achtsamkeit ermöglicht es Ihnen, ein tieferes Verständnis dafür zu entwickeln, wie Ihr Körper auf die Klopfzeichen reagiert. Machen Sie sich nach jeder Übung eine kurze Notiz darüber, welche Veränderungen Sie bemerken. Fühlen Sie eine leichte Wärme oder ein Kribbeln an den Klopfstellen? Spüren Sie, wie sich Ihre Atmung oder Ihre Energie verändert?

Dieses Bewusstsein schafft eine direkte Verbindung zu Ihrem Immunsystem und macht Sie empfindsamer für die feinen Signale Ihres Körpers. Durch die tägliche Übung wird diese Sensibilität gestärkt und ermöglicht Ihnen später, gezielt auf die Bedürfnisse Ihres Körpers einzugehen.

9. Das „Klopf-Tagebuch"

Ein nützliches Hilfsmittel während der Konditionierung ist das Führen eines „Klopf-Tagebuchs". In diesem Tagebuch können Sie Ihre Erfahrungen,

Beobachtungen und Veränderungen festhalten.
Schreiben Sie nach jeder Sitzung kurz auf:

- Wie Sie sich vor und nach der Klopfsequenz gefühlt haben.
- Welche körperlichen oder emotionalen Veränderungen Sie bemerkt haben.
- Ob Sie eine Verbindung zwischen bestimmten Klopfstellen und Ihrer Gesundheit erkennen.

Dieses Tagebuch dient nicht nur als Dokumentation Ihrer Fortschritte, sondern hilft Ihnen auch, eine tiefere Verbindung zu Ihrem Körper aufzubauen. Sie werden sehen, wie sich Ihre Wahrnehmung über die zwei Wochen hinweg verändert, und können gezielt Rückschlüsse auf die Effektivität der Methode ziehen.

10. Fortgeschrittene Konditionierung: Klopfen in Kombination mit mentalen Bildern

Nach etwa einer Woche Konditionierung können Sie beginnen, das Klopfen mit mentalen Bildern zu kombinieren. Stellen Sie sich vor, wie Ihre Immunzellen bei jedem Klopfen aktiviert werden und sich wie ein starkes Schutzschild um Ihren Körper legen. Visualisieren Sie, wie das Klopfen die Energie in Ihrem Körper mobilisiert und zu den Bereichen lenkt, die Unterstützung benötigen. Dieses mentale Training verstärkt die Verbindung zwischen Geist und Körper und sorgt dafür, dass die Klopfzeichen effektiver wirken.

11. Klopf-Meditation

Eine fortgeschrittene Übung zur Konditionierung ist die sogenannte "Klopf-Meditation". In dieser Übung klopfen Sie sanft auf eine oder mehrere der zuvor genannten

Klopfstellen, während Sie in einen meditativen Zustand
eintreten. Dabei fokussieren Sie sich ausschließlich auf
Ihre Atmung und das Klopfen, während Sie störende
Gedanken ziehen lassen. Diese Übung hilft, die
Wahrnehmung für die Klopfzeichen weiter zu schärfen
und das Immunsystem zusätzlich zu stärken.

12. Rückblick auf die Konditionierungsphase

Am Ende der zwei Wochen sollte Ihr Körper auf die
Klopfzeichen sensibilisiert sein. Sie werden bemerken,
dass das Klopfen jetzt gezielte Reaktionen hervorruft,
sei es ein Gefühl der Entspannung, eine spürbare
Aktivierung des Immunsystems oder eine tiefere
Atmung. Dieser konditionierte Zustand ermöglicht es
Ihnen, in den folgenden Kapiteln gezielt die
Klopfzeichen für spezifische gesundheitliche Anliegen
anzuwenden.

Durch diese Konditionierungsphase haben Sie die Basis
gelegt, um das volle Potenzial der heilenden
Klopfzeichen auszuschöpfen. Ihr Körper hat die
„Sprache" des Klopfens erlernt und ist bereit, auf Ihre
Anweisungen zu reagieren. Nun können Sie beginnen,
Ihr Immunsystem gezielt zu lenken und Ihre Gesundheit
aktiv zu stärken.

Kapitel 2: Die wichtigsten Klopfstellen – Schalter für Gesundheit und Wohlbefinden

Nachdem Ihr Körper in der Konditionierungsphase gelernt hat, auf Klopfzeichen zu reagieren, ist es nun an der Zeit, die wichtigsten Klopfstellen genauer zu erkunden. Diese Punkte auf Ihrem Körper wirken wie „Schalter", die spezifische Reaktionen auslösen und gezielt Ihre Abwehrkräfte aktivieren oder zur Beruhigung des Nervensystems beitragen.

In diesem Kapitel erfahren Sie, welche Stellen für das Klopfen besonders wirkungsvoll sind und welche gesundheitlichen Vorteile Sie durch das gezielte Klopfen auf diese Punkte erreichen können.

1. Das Brustbein (Sternum) – Der zentrale Immunaktivator

Das Brustbein liegt zentral zwischen den Rippen und dient als eine der wichtigsten Klopfstellen für die Aktivierung des Immunsystems. Dieser Bereich ist eng mit dem Thymusdrüsenbereich verbunden, der eine entscheidende Rolle bei der Bildung und Reifung von Immunzellen (T-Lymphozyten) spielt. Durch das Klopfen auf das Brustbein können Sie die Thymusdrüse stimulieren und die Aktivierung des Immunsystems fördern.

Technik:

- Verwenden Sie Ihre Fingerkuppen und klopfen Sie sanft für etwa 20-30 Sekunden auf das Brustbein. Spüren Sie, wie sich durch das Klopfen ein leichtes Vibrieren im Brustbereich ausbreitet.

- Während Sie klopfen, atmen Sie tief ein und stellen Sie sich vor, wie Ihre Immunzellen aktiviert werden und durch Ihren Körper strömen.
- Diese Technik ist besonders wirksam, wenn Sie das Gefühl haben, dass eine Erkältung oder Grippe im Anmarsch ist, da sie die Immunantwort sofort verstärken kann.

2. Schlüsselbein – Öffnung des Lymphflusses

Die Punkte direkt unter dem Schlüsselbein gehören zu den effektivsten Klopfstellen, um das Lymphsystem zu stimulieren. Das Lymphsystem ist dafür verantwortlich, Abfallstoffe aus dem Körper zu entfernen und gleichzeitig Immunzellen zu transportieren. Indem Sie diese Punkte klopfen, können Sie den Lymphfluss anregen und das Immunsystem bei seiner Arbeit unterstützen.

Technik:

- Klopfen Sie leicht mit zwei Fingern direkt unter das Schlüsselbein auf beiden Seiten. Wiederholen Sie dies 20-30 Sekunden lang.
- Sie können das Klopfen abwechselnd auf der linken und rechten Seite ausführen oder beide Seiten gleichzeitig bearbeiten.
- Diese Technik ist besonders nützlich, wenn Sie das Gefühl haben, dass Ihr Lymphfluss stagniert oder Sie sich müde und erschöpft fühlen.

3. Der Solarplexus – Der Energiezentrum-Regulator

Der Solarplexus liegt in der Mitte des Oberbauchs und ist ein Nervenzentrum, das oft als „zweites Gehirn" bezeichnet wird. Er steuert viele unbewusste Funktionen im Körper, einschließlich der Verdauung und des Energiehaushalts. Durch Klopfen auf den Solarplexus können Sie eine beruhigende Wirkung erzielen und Stress abbauen, was das Immunsystem positiv beeinflusst.

Technik:

- Klopfen Sie sanft in der Mitte des Oberbauchs, etwa drei Fingerbreit über dem Nabel. Beginnen Sie mit leichtem Klopfen und steigern Sie den Druck langsam.
- Atmen Sie tief und gleichmäßig, während Sie klopfen, und visualisieren Sie, wie sich Stress und Anspannung auflösen.
- Diese Technik ist ideal, um Stress abzubauen, das Verdauungssystem zu unterstützen und gleichzeitig das Immunsystem zu stärken.

4. Die Innenseite der Handgelenke – Beruhigung des Nervensystems

Die Handgelenke sind ein empfindlicher Bereich, durch den wichtige Nerven und Blutgefäße verlaufen. Klopfen auf die Innenseite der Handgelenke kann helfen, das Nervensystem zu beruhigen und eine tiefe Entspannung zu fördern. Dies ist besonders hilfreich, wenn Sie unter Anspannung oder Stress stehen, da ein entspanntes Nervensystem das Immunsystem unterstützt.

Technik:

- Legen Sie die Finger der anderen Hand sanft auf die Innenseite eines Handgelenks und klopfen Sie rhythmisch für 15-20 Sekunden. Wiederholen Sie dies an beiden Handgelenken.
- Während Sie klopfen, fokussieren Sie sich auf Ihre Atmung und stellen Sie sich vor, wie sich Ihre Anspannung löst.
- Diese Technik ist hervorragend geeignet, um vor dem Schlafengehen Stress abzubauen und das Immunsystem im Ruhezustand zu stärken.

5. Die Schläfen – Linderung von Kopfschmerzen und Stress

Die Schläfen befinden sich an den Seiten des Kopfes, direkt oberhalb der Ohren. Dies ist eine empfindliche Stelle, die leicht durch Stress und Anspannung belastet wird. Klopfen auf die Schläfen kann helfen, Kopfschmerzen zu lindern und das Nervensystem zu beruhigen.

Technik:

- Klopfen Sie sanft mit den Fingerspitzen auf beide Schläfen. Achten Sie darauf, nicht zu stark zu drücken, da dieser Bereich empfindlich ist.
- Klopfen Sie für etwa 10-15 Sekunden und atmen Sie dabei tief und ruhig.
- Diese Methode ist besonders wirksam, wenn Sie Kopfschmerzen oder Stressgefühle haben, die das Immunsystem schwächen könnten.

6. Die Außenseiten der Oberschenkel – Aktivierung von Vitalität und Energie

Die Außenseiten der Oberschenkel sind eine weitere
wichtige Klopfstelle, die Energie und Vitalität im Körper
fördert. Klopfen auf diese Stellen regt die Durchblutung
an und kann helfen, das Gefühl von Müdigkeit zu
lindern.

Technik:

- Klopfen Sie mit der flachen Hand oder den
  Fingern auf die Außenseiten beider
  Oberschenkel, beginnend knapp über den
  Knien und sich nach oben arbeitend.
- Führen Sie diese Übung für etwa 20-30
  Sekunden durch, um die Durchblutung zu
  fördern und Ihre Energiereserven aufzufüllen.
- Diese Technik ist ideal für Situationen, in denen
  Sie sich schlapp oder erschöpft fühlen und Ihre
  Vitalität wiederherstellen möchten.

7. Die Fußsohlen – Erdung und Immunsystemstärkung

Die Fußsohlen sind besonders empfindlich und stehen
in direkter Verbindung mit verschiedenen Organen
und Systemen im Körper. Das Klopfen auf die Fußsohlen
kann helfen, den gesamten Körper zu „erden" und das
Immunsystem zu stabilisieren.

Technik:

- Sitzen Sie bequem und klopfen Sie sanft mit
  den Fingern oder einer flachen Hand auf die
  Fußsohlen, beginnend an der Ferse und sich
  nach vorne arbeitend.
- Wiederholen Sie das Klopfen an beiden Füßen
  für etwa 15-20 Sekunden.

- Diese Technik eignet sich besonders gut, um nach einem langen Tag zu entspannen und den Körper wieder in Balance zu bringen.

Kapitel 3: Die Bedeutung der Klopfsequenzen – Präzise Signale für gezielte Immunaktivierung

Nachdem Sie die wichtigsten Klopfstellen kennengelernt haben, geht es nun darum, diese in gezielte Sequenzen einzubinden. Klopfsequenzen sind Muster, die den Körper in einem spezifischen Rhythmus und mit unterschiedlichen Intensitäten stimulieren. Durch die richtige Abfolge dieser Klopfmuster können Sie gezielt verschiedene körperliche Prozesse aktivieren und unterstützen – sei es die Stärkung des Immunsystems, der Abbau von Stress oder die Linderung von Krankheitssymptomen.

In diesem Kapitel erfahren Sie, wie unterschiedliche Klopfsequenzen den Körper auf spezifische Weise beeinflussen. Sie lernen, wie schnelle Sequenzen eine immunstimulierende Wirkung haben und wie langsame, tiefe Sequenzen das Nervensystem beruhigen und den Heilungsprozess fördern können.

1. Die Grundstruktur der Klopfsequenzen

Jede Klopfsequenz besteht aus drei wichtigen Komponenten:

- **Tempo:** Das Tempo bestimmt, wie schnell die Klopfsignale auf den Körper übertragen werden. Schnelles Klopfen wirkt aktivierend, langsames Klopfen beruhigend.
- **Intensität:** Die Intensität bezieht sich auf den Druck, der beim Klopfen ausgeübt wird. Leichter Druck ist beruhigend, während ein festerer Druck die Körperzellen stärker stimuliert.
- **Dauer:** Die Dauer der Klopfsequenz entscheidet, wie lange ein bestimmter Bereich

stimuliert wird. Kürzere Sequenzen sind ideal für schnelle Energieimpulse, während längere Sequenzen eine tiefere, beruhigende Wirkung entfalten.

2. Immunaktivierung durch schnelle Klopfsequenzen

Schnelle Klopfsequenzen dienen in erster Linie der Aktivierung des Immunsystems. Durch schnelles, rhythmisches Klopfen wird das Nervensystem stimuliert, was wiederum eine Erhöhung der Immunaktivität bewirken kann. Diese Sequenzen sind besonders effektiv, wenn Sie das Gefühl haben, dass Ihr Körper zusätzliche Unterstützung benötigt, beispielsweise bei den ersten Anzeichen einer Erkältung.

Technik für Immunaktivierung:

- Beginnen Sie mit dem Klopfen auf das Brustbein für 20 Sekunden. Verwenden Sie ein schnelles, gleichmäßiges Tempo.
- Wechseln Sie dann zu den Schlüsselbeinen und klopfen Sie jeweils 15 Sekunden auf jeder Seite. Hier ist das Tempo ebenfalls schnell, etwa 2-3 Klopfer pro Sekunde.
- Beenden Sie die Sequenz, indem Sie 15 Sekunden lang auf den Solarplexus klopfen. Halten Sie das gleiche schnelle Tempo bei.
- Führen Sie diese Klopfsequenz drei Mal täglich durch, um Ihr Immunsystem zu aktivieren, besonders wenn Sie merken, dass Sie ein Infekt zu erwischen droht.

3. Beruhigung und Regeneration durch langsame Klopfsequenzen

Langsame Klopfsequenzen haben eine beruhigende Wirkung auf das Nervensystem und fördern die Regeneration des Körpers. Sie sind ideal, wenn Sie Stress abbauen, sich nach einer Krankheit erholen oder den Körper auf einen Heilungsprozess vorbereiten möchten. Das langsame Klopfen senkt den Cortisolspiegel und fördert die Entspannung, was wiederum das Immunsystem indirekt stärkt.

Technik für Regeneration:

- Klopfen Sie sanft auf die Schläfen, während Sie tief ein- und ausatmen. Achten Sie auf ein langsames Tempo, etwa einen Klopfer pro Sekunde, und klopfen Sie für etwa 20 Sekunden.
- Gehen Sie dann zu den Innenseiten der Handgelenke über und klopfen Sie hier ebenfalls langsam und sanft für 20 Sekunden.
- Beenden Sie die Sequenz mit leichtem Klopfen auf die Außenseiten der Oberschenkel. Bleiben Sie auch hier im langsamen Tempo, etwa 1-2 Klopfer pro Sekunde, und klopfen Sie für 30 Sekunden.

Diese langsamen Sequenzen können abends vor dem Schlafengehen angewendet werden, um den Körper in einen entspannten Zustand zu versetzen und gleichzeitig die Immunabwehr zu unterstützen.

4. Klopfsequenzen zur gezielten Heilung bei akuten Beschwerden

Es gibt bestimmte Klopfsequenzen, die bei akuten gesundheitlichen Beschwerden besonders hilfreich sein können. Wenn Sie beispielsweise Kopfschmerzen haben, kann eine spezifische Klopfsequenz die Durchblutung im Kopf verbessern und die Schmerzen lindern. Ebenso gibt es Sequenzen, die das Verdauungssystem unterstützen oder Muskelverspannungen lösen.

Beispiel für Kopfschmerz-Linderung:

- Beginnen Sie mit sanftem Klopfen auf den Schläfen für 15 Sekunden.
- Wechseln Sie dann zu den Punkten an der Stirn, direkt über den Augenbrauen, und klopfen Sie für weitere 15 Sekunden.
- Klopfen Sie abschließend für 20 Sekunden auf die Innenseiten der Handgelenke, um das Nervensystem zu beruhigen.

Beispiel für Verdauungsunterstützung:

- Klopfen Sie für 20 Sekunden auf den Solarplexus, um den Verdauungsprozess zu stimulieren.
- Führen Sie dann 20 Sekunden sanftes Klopfen auf den Bauchbereich, knapp unterhalb des Nabels, durch.
- Beenden Sie die Sequenz mit leichtem Klopfen auf die Außenseiten der Oberschenkel, um die Durchblutung zu fördern.

Diese gezielten Sequenzen können je nach Ihren Bedürfnissen angepasst werden, um spezifische gesundheitliche Probleme zu lindern.

5. Kombination von Atemtechniken mit Klopfsequenzen

Eine besonders wirksame Methode ist die Kombination von Klopfsequenzen mit gezielten Atemtechniken. Tiefes Atmen während des Klopfens verstärkt die Wirkung der Sequenz, da die Sauerstoffversorgung des Körpers verbessert und das Nervensystem in einen entspannten Zustand versetzt wird.

Technik für Atem-Klopf-Kombination:

- Klopfen Sie gleichzeitig auf beide Schlüsselbeine und atmen Sie tief durch die Nase ein. Zählen Sie bis vier, während Sie einatmen.
- Halten Sie den Atem für zwei Sekunden an, während Sie weiter sanft auf die Schlüsselbeine klopfen.
- Atmen Sie langsam durch den Mund aus, während Sie das Klopfen fortsetzen.
- Wiederholen Sie diese Atemtechnik für 3-5 Minuten, um eine tiefe Entspannung zu erreichen und gleichzeitig das Immunsystem zu unterstützen.

6. Individualisierte Klopfsequenzen entwickeln

Jeder Mensch ist einzigartig, und daher können Klopfsequenzen auch individuell angepasst werden, um die besten Ergebnisse zu erzielen. Es ist hilfreich, ein Gespür für Ihren Körper zu entwickeln und herauszufinden, welche Sequenzen bei Ihnen am effektivsten sind. Einige Menschen reagieren besser auf schnelle, kurze Sequenzen, während andere von langsameren, längeren Klopfabfolgen profitieren.

Nutzen Sie das „Klopf-Tagebuch", das Sie bereits in der Konditionierungsphase kennengelernt haben, um Ihre

Erfahrungen mit den verschiedenen Klopfsequenzen festzuhalten. Notieren Sie, welche Sequenzen Sie zu welchen Zeiten angewendet haben und welche Reaktionen Sie bemerkt haben. So können Sie im Laufe der Zeit personalisierte Klopfsequenzen entwickeln, die optimal auf Ihre Bedürfnisse abgestimmt sind.

Kapitel 4: Spezifische Anwendungen zur Stärkung des Immunsystems – Prävention und Heilung

Nun, da Sie die Grundlagen der Klopfsequenzen und deren Bedeutung verstanden haben, wollen wir uns auf die gezielte Anwendung konzentrieren. Klopfzeichen bieten Ihnen die Möglichkeit, nicht nur vorbeugend Ihr Immunsystem zu stärken, sondern auch gezielt auf bestimmte gesundheitliche Herausforderungen einzugehen. In diesem Kapitel erfahren Sie, wie Sie Klopfsequenzen für verschiedene Zwecke einsetzen können: zur Prävention, während akuter Krankheitsphasen und zur Förderung der Heilung.

1. Prävention – Die tägliche Immunstärkung

Um Ihr Immunsystem langfristig zu stärken, ist die regelmäßige Anwendung von Klopfsequenzen entscheidend. Durch eine präventive Klopf-Routine aktivieren Sie kontinuierlich Ihre Abwehrkräfte und fördern die natürliche Immunantwort des Körpers. Die tägliche Anwendung hilft, das Immunsystem auf einem optimalen Niveau zu halten, sodass es auf gesundheitliche Herausforderungen schnell und effektiv reagieren kann.

Tägliche Klopfsequenz für die Prävention:

- **Brustbein:** Beginnen Sie Ihren Tag mit einem 20-sekündigen Klopfen auf das Brustbein. Diese Stelle aktiviert die Thymusdrüse und stärkt so Ihre Abwehrkräfte.
- **Schlüsselbein:** Fahren Sie fort, indem Sie jeweils 15 Sekunden auf beide Schlüsselbeine klopfen. Dies regt den Lymphfluss an und unterstützt die Entgiftung.

- **Innenseiten der Handgelenke:** Klopfen Sie für
  15 Sekunden auf die Innenseiten der
  Handgelenke, um das Nervensystem zu
  beruhigen und Stress abzubauen, der das
  Immunsystem schwächen könnte.

Wenden Sie diese Sequenz jeden Morgen und jeden
Abend an. Diese kurze Routine hilft, Ihr Immunsystem zu
stärken und Ihre Abwehrkräfte aufrechtzuerhalten.

2. Akute Krankheitsphasen – Schnell handeln bei ersten Symptomen

Wenn Sie merken, dass sich eine Krankheit ankündigt –
sei es eine Erkältung, Grippe oder eine andere
Infektion – können Sie durch gezielte Klopfsequenzen
die Immunreaktion beschleunigen und die Dauer der
Krankheit verkürzen. Der Schlüssel ist, frühzeitig zu
handeln, sobald Sie die ersten Symptome spüren.

Klopfsequenz bei Erkältungssymptomen:

- **Brustbein:** Klopfen Sie für 30 Sekunden auf das
  Brustbein, um die Thymusdrüse zu aktivieren
  und das Immunsystem in Alarmbereitschaft zu
  versetzen.
- **Schlüsselbein:** Klopfen Sie 20 Sekunden auf
  beide Schlüsselbeine, um den Lymphfluss zu
  stimulieren. Wiederholen Sie diese Sequenz alle
  3-4 Stunden, solange die Symptome bestehen.
- **Solarplexus:** Beenden Sie die Sequenz mit 15
  Sekunden Klopfen auf den Solarplexus. Dies
  hilft, den Körper zu entspannen und Stress
  abzubauen, der die Krankheitssymptome
  verschlimmern könnte.

Klopfsequenz bei Grippesymptomen:

- **Schläfen:** Beginnen Sie mit leichtem Klopfen auf beide Schläfen für 15 Sekunden. Dies lindert Kopfschmerzen und Schwindel, die häufig mit Grippe einhergehen.
- **Brustbein und Schlüsselbein:** Führen Sie 30 Sekunden lang ein schnelles Klopfen auf das Brustbein durch, gefolgt von jeweils 15 Sekunden auf beide Schlüsselbeine. Wiederholen Sie dies mehrmals täglich, um die Immunantwort anzukurbeln.
- **Solarplexus:** Um den Körper zu beruhigen und zu stabilisieren, klopfen Sie abschließend für 20 Sekunden auf den Solarplexus.

Diese Sequenzen können den Krankheitsverlauf verkürzen und die Symptome abmildern. Denken Sie daran, dass die frühzeitige Anwendung entscheidend ist, um den größten Effekt zu erzielen.

3. Heilung nach einer Krankheit – Regeneration und Wiederaufbau der Immunabwehr

Nach einer überstandenen Krankheit ist der Körper oft geschwächt und braucht Zeit, um sich zu regenerieren. In dieser Phase können Klopfsequenzen helfen, die Genesung zu beschleunigen und das Immunsystem wiederaufzubauen. Es geht darum, dem Körper dabei zu helfen, verlorene Energie zurückzugewinnen und die Abwehrkräfte zu stärken, um Rückfälle zu vermeiden.

Regenerations-Klopfsequenz nach einer Krankheit:

- **Brustbein:** Klopfen Sie für 20 Sekunden sanft auf das Brustbein. Diese leichte Stimulation reicht

aus, um die Immunantwort zu unterstützen,
ohne den Körper zu überfordern.

- **Schlüsselbein:** Klopfen Sie 20 Sekunden auf die
  Schlüsselbeine, um den Lymphfluss zu fördern
  und Abfallstoffe aus dem Körper zu leiten.
- **Innenseiten der Handgelenke:** Klopfen Sie für
  15 Sekunden, um das Nervensystem zu
  beruhigen und den Körper in einen Zustand
  der Entspannung zu bringen, der die Heilung
  fördert.
- **Fußsohlen:** Beenden Sie die Sequenz mit
  sanftem Klopfen auf die Fußsohlen für 15
  Sekunden pro Fuß, um den gesamten Körper
  zu erden und den Regenerationsprozess zu
  unterstützen.

Diese Sequenz sollten Sie täglich anwenden, bis Sie
sich vollständig erholt haben. Sie hilft, die verlorene
Vitalität wiederherzustellen und das Immunsystem zu
stabilisieren.

4. Klopfsequenzen zur Vorbeugung von Stressbedingten Erkrankungen

Chronischer Stress schwächt das Immunsystem und
macht den Körper anfälliger für Krankheiten. Indem Sie
Klopfsequenzen gezielt zur Stressbewältigung einsetzen,
können Sie nicht nur Ihr Wohlbefinden steigern,
sondern auch die Abwehrkräfte aufrechterhalten. Eine
regelmäßige Stressabbau-Routine kann Ihnen helfen,
gesundheitlichen Problemen vorzubeugen, die durch
anhaltenden Stress ausgelöst werden.

Stressabbau-Klopfsequenz:

- **Schläfen:** Beginnen Sie mit sanftem Klopfen auf die Schläfen, etwa 20 Sekunden lang. Dies beruhigt den Geist und fördert klares Denken.
- **Solarplexus:** Klopfen Sie 30 Sekunden auf den Solarplexus, um Stress abzubauen und die Nerven zu entspannen. Atmen Sie dabei tief ein und aus, um die Wirkung zu verstärken.
- **Innenseiten der Handgelenke:** Klopfen Sie für 15 Sekunden auf die Innenseiten Ihrer Handgelenke, um das Nervensystem weiter zu beruhigen.

Diese Klopfsequenz kann besonders hilfreich sein, wenn Sie in stressigen Phasen des Lebens stehen oder sich regelmäßig überlastet fühlen. Sie kann täglich angewendet werden, um das Immunsystem stabil zu halten und Stresskrankheiten vorzubeugen.

5. Anwendung bei Allergien – Unterstützung für das Immunsystem

Allergien sind eine Überreaktion des Immunsystems auf harmlose Substanzen. Durch gezielte Klopfsequenzen können Sie das Immunsystem dabei unterstützen, sich zu beruhigen und die allergischen Reaktionen abzuschwächen. Diese Methode eignet sich besonders bei saisonalen Allergien wie Heuschnupfen.

Klopfsequenz bei Allergien:

- **Brustbein:** Klopfen Sie für 20 Sekunden auf das Brustbein, um die Abwehrkräfte zu stabilisieren.
- **Schlüsselbein:** Klopfen Sie für 20 Sekunden unter den Schlüsselbeinen, um den Lymphfluss zu stimulieren und das Immunsystem zu entlasten.

- **Solarplexus:** Klopfen Sie sanft auf den Solarplexus, um Stress zu reduzieren, der die Allergiesymptome verstärken kann.

Diese Sequenz kann in akuten Phasen wiederholt angewendet werden, um die Symptome zu lindern und dem Körper zu helfen, die allergische Reaktion zu regulieren.

Kapitel 5: Die langfristige Anwendung der Klopfzeichen – Gesundheit im Alltag integrieren

Nachdem Sie nun gelernt haben, wie Sie die Klopfzeichen gezielt zur Stärkung des Immunsystems und zur Bewältigung akuter Gesundheitsprobleme einsetzen, ist es wichtig, die Technik langfristig in Ihren Alltag zu integrieren. In diesem Kapitel erfahren Sie, wie Sie die Klopfzeichen zu einem festen Bestandteil Ihres Lebens machen können, um Ihre Gesundheit nachhaltig zu unterstützen und Ihr Wohlbefinden zu steigern.

Langfristige Anwendung bedeutet, dass Sie die Klopfsequenzen nicht nur in Krankheitsphasen oder bei Stress einsetzen, sondern sie regelmäßig und präventiv nutzen, um Ihren Körper in Balance zu halten. Wie jede Form von Training ist auch das Klopfen am wirkungsvollsten, wenn es regelmäßig und konsequent angewendet wird.

1. Die tägliche Klopfroutine – Einfach und effektiv

Eine der besten Möglichkeiten, die Klopfzeichen langfristig in Ihren Alltag zu integrieren, ist die Etablierung einer täglichen Klopfroutine. Diese Routine muss nicht viel Zeit in Anspruch nehmen – schon 5 bis 10 Minuten pro Tag können ausreichen, um spürbare Effekte zu erzielen.

Beispiel für eine tägliche Klopfroutine:

- **Morgens:** Beginnen Sie Ihren Tag mit einer kurzen Klopfsequenz. Klopfen Sie 20 Sekunden lang auf das Brustbein, um Ihr Immunsystem zu aktivieren und den Körper auf den Tag

vorzubereiten. Führen Sie dann 15 Sekunden
Klopfen auf die Schlüsselbeine und die
Innenseiten der Handgelenke durch, um Ihre
Energie zu steigern und den Lymphfluss zu
fördern.

- **Abends:** Beenden Sie den Tag mit einer
  beruhigenden Klopfsequenz. Klopfen Sie sanft
  auf die Schläfen und die Innenseiten der
  Handgelenke, um Stress abzubauen und Ihr
  Nervensystem zu beruhigen. Führen Sie zudem
  15 Sekunden Klopfen auf den Solarplexus
  durch, um den Körper zu entspannen und die
  Regeneration über Nacht zu unterstützen.

Diese kurze Routine kann Ihnen helfen, Ihr
Immunsystem kontinuierlich zu stärken und Ihr
Wohlbefinden zu steigern.

2. Klopfen als Reaktion auf Alltagsstress

Stress gehört zu den größten gesundheitlichen
Belastungen im modernen Leben. Durch die
regelmäßige Anwendung der Klopfsequenzen können
Sie Ihre Stressresistenz erhöhen und Ihr Immunsystem
vor den negativen Auswirkungen von Stress schützen.
Besonders in stressigen Momenten ist es hilfreich, direkt
zu reagieren, um Stress abzubauen, bevor er sich
negativ auf den Körper auswirkt.

Schnelle Stressbewältigungs-Technik:

- Sobald Sie merken, dass Sie unter Stress stehen,
  klopfen Sie für 20 Sekunden sanft auf die
  Schläfen und nehmen Sie dabei tiefe
  Atemzüge. Stellen Sie sich vor, wie der Stress
  Ihren Körper verlässt.

- Klopfen Sie dann für 15 Sekunden auf den Solarplexus, um Ihre innere Mitte zu stabilisieren und den Stress abzubauen.
- Diese kurze Sequenz kann jederzeit im Alltag angewendet werden, sei es bei der Arbeit, zu Hause oder unterwegs.

3. Klopfen in Kombination mit anderen Gesundheitstechniken

Die Klopfzeichen können besonders wirkungsvoll sein, wenn sie in Kombination mit anderen Gesundheitstechniken angewendet werden. Meditation, Yoga, Atemübungen oder sogar eine bewusste Ernährung können die Effekte der Klopfsequenzen verstärken und zu einer umfassenden Gesundheitsstrategie beitragen.

Kombination mit Meditation:

- Setzen Sie sich in eine bequeme Position und beginnen Sie mit einer Meditation, bei der Sie sich auf Ihre Atmung konzentrieren.
- Führen Sie während der Meditation sanftes Klopfen auf die Innenseiten der Handgelenke oder die Schläfen durch. Diese Kombination verstärkt die beruhigende Wirkung und fördert eine tiefere Entspannung.
- Meditatives Klopfen kann Ihnen helfen, in einen Zustand der inneren Ruhe zu gelangen und gleichzeitig das Immunsystem zu stabilisieren.

4. Anpassung der Klopfsequenzen an Ihre Lebensumstände

Jeder Mensch und jeder Lebensstil ist einzigartig. Um die Klopfzeichen optimal zu nutzen, ist es wichtig, die Sequenzen an Ihre individuellen Bedürfnisse und Lebensumstände anzupassen. Sie können die Intensität, Häufigkeit und Dauer der Klopfsequenzen je nach Ihrer körperlichen Verfassung und Ihrem Alltag anpassen.

Beispiele für angepasste Klopfroutinen:

- **Bei erhöhter Belastung:** Wenn Sie sich in einer besonders stressigen Phase befinden oder merken, dass Ihr Immunsystem belastet ist (z. B. durch Schlafmangel oder intensives Arbeiten), können Sie die Klopfsequenzen häufiger durchführen. Nutzen Sie die Immunaktivierungssequenz (Brustbein und Schlüsselbein) mehrmals am Tag, um Ihr Immunsystem zu unterstützen.
- **Bei Erschöpfung:** Wenn Sie sich ausgelaugt oder erschöpft fühlen, können Sie die beruhigenden Sequenzen verstärken. Klopfen Sie sanft auf die Schläfen und den Solarplexus, um den Körper zu entspannen und neue Energie zu gewinnen.

5. Klopfzeichen für Kinder und Familien

Die Klopfzeichen sind nicht nur für Erwachsene geeignet – auch Kinder können von dieser Technik profitieren. Kinder reagieren oft sehr sensibel auf körperliche Berührungen und können durch sanftes Klopfen in stressigen Situationen beruhigt werden. Sie können die Klopfsequenzen auch als Teil einer gemeinsamen Familienroutine etablieren, um die Gesundheit aller Familienmitglieder zu fördern.

Klopfen für Kinder:

- Klopfen Sie sanft auf das Brustbein oder die Innenseiten der Handgelenke Ihres Kindes, wenn es nervös oder gestresst ist.
- Führen Sie gemeinsam mit Ihrem Kind eine beruhigende Abendklopfsequenz durch, um die Schlafqualität zu verbessern und das Immunsystem zu stärken.

6. Langfristige Gesundheitsvorteile durch Klopfen

Die regelmäßige Anwendung der Klopfsequenzen kann über die Zeit hinweg signifikante gesundheitliche Vorteile mit sich bringen. Indem Sie die Technik langfristig in Ihr Leben integrieren, können Sie nicht nur Ihr Immunsystem kontinuierlich stärken, sondern auch eine tiefere Verbindung zu Ihrem Körper aufbauen. Die Fähigkeit, durch einfache Klopfzeichen gezielt auf Ihre Gesundheit Einfluss zu nehmen, kann Ihnen mehr Kontrolle über Ihr Wohlbefinden geben und Sie unabhängiger von äußeren Faktoren machen.

Langfristige Effekte:

- **Stabilisierung des Immunsystems:** Die langfristige Anwendung der Klopfzeichen führt zu einem stabileren und widerstandsfähigeren Immunsystem, das schneller auf gesundheitliche Herausforderungen reagieren kann.
- **Stressresistenz:** Durch regelmäßiges Klopfen zur Stressbewältigung werden Sie merken, dass Ihre Fähigkeit, mit Stress umzugehen, wächst, und dass Sie insgesamt ruhiger und gelassener durch den Alltag gehen.

- **Bessere Regeneration:** Die Klopfzeichen fördern die Regeneration des Körpers, sei es nach einer Krankheit, anstrengenden Arbeitstagen oder intensiven sportlichen Aktivitäten.

Zusammenfassung:

Die langfristige Integration der Klopfzeichen in Ihren Alltag ist der Schlüssel zu nachhaltiger Gesundheit und Wohlbefinden. Eine regelmäßige Klopfroutine, die Anpassung an Ihre individuellen Bedürfnisse und die Kombination mit anderen Techniken bieten Ihnen ein ganzheitliches Werkzeug, um Ihr Immunsystem zu stärken, Stress abzubauen und sich körperlich und geistig zu regenerieren.

Im nächsten und letzten Kapitel werden wir uns darauf konzentrieren, wie Sie die Fortschritte Ihrer Klopfzeichen-Technik dokumentieren und langfristig Erfolge messen können. Außerdem werden wir besprechen, wie Sie die Technik weiter vertiefen und individualisieren können.

Kapitel 6: Dokumentation und Vertiefung der Klopfzeichen-Technik – Fortschritte messen und langfristigen Erfolg sichern

Im letzten Kapitel wollen wir uns damit beschäftigen, wie Sie die Fortschritte Ihrer Klopfzeichen-Technik dokumentieren und sicherstellen, dass Sie langfristig erfolgreich bleiben. Diese Methode ist nicht nur ein Werkzeug für die kurzfristige Anwendung, sondern eine langfristige Praxis, die im Laufe der Zeit verfeinert und an Ihre Bedürfnisse angepasst werden kann.

Eine der besten Möglichkeiten, um den Erfolg Ihrer Klopfzeichen zu überwachen und sicherzustellen, dass Sie kontinuierlich Fortschritte machen, ist die Dokumentation Ihrer Erfahrungen. Durch die Aufzeichnung der Veränderungen in Ihrem Wohlbefinden können Sie Rückschlüsse auf die Wirksamkeit der Technik ziehen und gezielt Anpassungen vornehmen.

1. Das Klopf-Tagebuch – Ihre persönliche Gesundheitschronik

Das Führen eines Klopf-Tagebuchs, wie es bereits in der Konditionierungsphase vorgeschlagen wurde, ist eine hervorragende Methode, um Ihre Erfahrungen festzuhalten und den Fortschritt zu dokumentieren. Indem Sie Ihre täglichen Klopfsequenzen, Ihr körperliches und emotionales Befinden und eventuelle gesundheitliche Veränderungen notieren, können Sie Muster erkennen und verstehen, wie Ihr Körper auf die Klopfzeichen reagiert.

Wie führen Sie ein Klopf-Tagebuch?

- **Tägliche Aufzeichnungen:** Notieren Sie jeden Tag die Uhrzeit, zu der Sie die Klopfsequenzen durchgeführt haben, welche Klopfstellen Sie bearbeitet haben und welche Technik (schnell/langsam, sanft/fester Druck) Sie angewendet haben.
- **Gesundheitsstatus:** Beschreiben Sie Ihr körperliches Wohlbefinden vor und nach der Anwendung. Haben Sie Veränderungen in Ihrer Energie, Ihrem Stresslevel oder Ihrem allgemeinen Gesundheitszustand bemerkt?
- **Langfristige Beobachtungen:** Führen Sie wöchentliche oder monatliche Rückblicke durch, um festzustellen, ob es langfristige Effekte gibt. Haben sich bestimmte Symptome verringert? Fühlen Sie sich insgesamt widerstandsfähiger gegenüber Krankheiten?

Ein Klopf-Tagebuch hilft Ihnen, eine objektive Einschätzung der Wirkung der Technik zu bekommen und bietet Ihnen die Möglichkeit, Ihre Praxis gezielt zu verbessern.

2. Ziele setzen und Fortschritte überprüfen

Die Klopfzeichen-Technik bietet Ihnen die Möglichkeit, spezifische Gesundheitsziele zu verfolgen. Ob es darum geht, Ihre Immunabwehr zu verbessern, Stress abzubauen oder gesundheitliche Beschwerden zu lindern – setzen Sie sich klare Ziele, um den Erfolg Ihrer Praxis zu überprüfen.

Beispiele für Gesundheitsziele:

- **Ziel 1:** Reduzierung von Erkältungen oder grippeähnlichen Symptomen im Laufe des Jahres.
- **Ziel 2:** Verbesserung des allgemeinen Energielevels und der Stressbewältigung im Alltag.
- **Ziel 3:** Beschleunigte Genesung nach Krankheiten oder intensiver körperlicher Anstrengung.

Durch das Setzen klarer, messbarer Ziele können Sie Ihre Fortschritte systematisch überprüfen und sehen, wie effektiv die Klopfzeichen für Ihre individuellen Bedürfnisse sind.

3. Regelmäßige Überprüfung und Anpassung der Technik

Die langfristige Anwendung der Klopfzeichen erfordert regelmäßige Überprüfung und Anpassung. Ihr Körper verändert sich ständig, und was in einem Moment funktioniert, kann in einem anderen weniger effektiv sein. Indem Sie Ihre Technik regelmäßig reflektieren, können Sie sicherstellen, dass Sie immer das Beste aus der Methode herausholen.

Anpassung der Klopfsequenzen:

- **Intensität und Dauer:** Überprüfen Sie, ob die Intensität der Klopfsequenzen und die Dauer der Anwendung noch zu Ihren aktuellen Bedürfnissen passt. Möglicherweise benötigt Ihr Körper in stressigen Zeiten intensivere Klopfabfolgen, während in ruhigeren Phasen sanftere Sequenzen ausreichend sind.

- **Klopfstellen:** Achten Sie darauf, ob es neue Bereiche gibt, die auf das Klopfen besonders gut ansprechen. Manchmal können sich im Laufe der Zeit neue Problemzonen entwickeln, die zusätzliche Aufmerksamkeit erfordern.

Diese Flexibilität ermöglicht es Ihnen, die Technik dynamisch zu gestalten und immer auf die aktuellen Anforderungen Ihres Körpers einzugehen.

4. Klopfen als Lebensstil – Eine ganzheitliche Perspektive

Die Klopfzeichen-Technik kann mehr sein als nur eine Methode zur Stärkung des Immunsystems oder zur Stressbewältigung – sie kann zu einem integralen Bestandteil Ihres Lebensstils werden. Durch die regelmäßige Anwendung und die Integration in Ihren Alltag wird das Klopfen zu einer Gewohnheit, die Sie in jeder Lebenssituation unterstützt.

Ganzheitliche Gesundheitsstrategie:

- **Körperliche und geistige Balance:** Indem Sie die Klopfzeichen täglich anwenden, schaffen Sie nicht nur eine physische Verbindung zu Ihrem Körper, sondern auch eine tiefere geistige und emotionale Balance. Klopfen kann Ihnen helfen, achtsamer zu leben und auf die Signale Ihres Körpers besser zu hören.
- **Vorbeugung als Lebensziel:** Die Klopfzeichen-Technik ist ein präventives Werkzeug, das Ihnen hilft, Krankheiten vorzubeugen, bevor sie entstehen. Indem Sie die Technik regelmäßig anwenden, unterstützen Sie Ihren Körper

proaktiv dabei, gesund und widerstandsfähig
zu bleiben.

5. Vertiefung der Technik – Fortgeschrittene Anwendungen

Wenn Sie die Grundlagen der Klopfzeichen-Technik
gemeistert haben, können Sie beginnen, tiefere
Ebenen der Anwendung zu erforschen. Dazu gehört
das gezielte Arbeiten mit Klopfsequenzen für
spezifische gesundheitliche Herausforderungen oder
das Kombinieren der Technik mit anderen alternativen
Heilmethoden wie Akupressur, Qigong oder
Atemtechniken.

Fortgeschrittene Anwendungen:

- **Kombination mit Akupressur:** Nutzen Sie das
  Wissen über Akupressurpunkte und integrieren
  Sie diese in Ihre Klopfsequenzen. Bestimmte
  Akupressurpunkte, die traditionell in der
  chinesischen Medizin verwendet werden,
  können die Wirkung der Klopfzeichen weiter
  verstärken.
- **Energiearbeit und Klopfen:** Experimentieren Sie
  mit der Kombination von Energiearbeit, wie
  Reiki, und Klopfsequenzen, um tiefere
  Heilungsprozesse zu unterstützen.

6. Langfristige Erfolge feiern und die Praxis weiterentwickeln

Langfristiger Erfolg bedeutet nicht nur, gesund zu
bleiben, sondern auch, kontinuierlich Fortschritte zu
machen. Feiern Sie die kleinen und großen Erfolge, die
Sie durch die Anwendung der Klopfzeichen-Technik

erzielen. Jeder Tag, an dem Sie sich stärker, gesünder oder ausgeglichener fühlen, ist ein Erfolg, den Sie würdigen sollten.

Durch diese Praxis der Selbstreflexion und Feier Ihrer Fortschritte entwickeln Sie eine positive Beziehung zu Ihrem Körper und stärken Ihre Motivation, die Technik langfristig anzuwenden.

Zusammenfassung:

In diesem abschließenden Kapitel haben Sie gelernt, wie Sie die Klopfzeichen-Technik langfristig anwenden, Ihre Fortschritte dokumentieren und die Methode kontinuierlich an Ihre Bedürfnisse anpassen können. Das Führen eines Klopf-Tagebuchs, das Setzen von Gesundheitszielen und die regelmäßige Überprüfung Ihrer Technik helfen Ihnen dabei, den Erfolg dieser Methode zu maximieren.

Die Klopfzeichen sind nicht nur eine Technik zur kurzfristigen Symptomlinderung – sie können zu einem festen Bestandteil Ihres Lebensstils werden, der Ihre Gesundheit und Ihr Wohlbefinden langfristig unterstützt. Indem Sie die Technik regelmäßig anwenden, weiterentwickeln und vertiefen, haben Sie ein mächtiges Werkzeug zur Hand, das Ihnen hilft, Ihr Immunsystem zu stärken, Stress abzubauen und Ihr allgemeines Wohlbefinden zu fördern.

Machen Sie die Klopfzeichen zu einem integralen Bestandteil Ihres Lebens und erleben Sie die positiven Effekte, die sie auf Ihren Körper, Geist und Ihre

Gesundheit haben können. Beginnen Sie heute, und
freuen Sie sich auf eine gesündere, stärkere Zukunft!

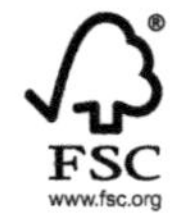

FSC
www.fsc.org
MIX
Papier aus ver-
antwortungsvollen
Quellen
Paper from
responsible sources
FSC® C105338